GOUVERNEMENT GÉNÉRAL

DE L'AFRIQUE OCCIDENTALE FRANÇAISE

RAPPORTS ET DOCUMENTS

CONCERNANT

L'AFRIQUE OCCIDENTALE FRANÇAISE

INSPECTION DES SERVICES SANITAIRES CIVILS

VARIOLE ET VACCINE

ANNÉE 1903

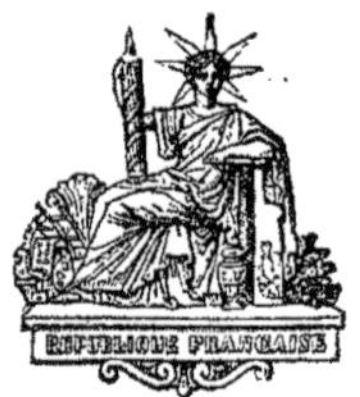

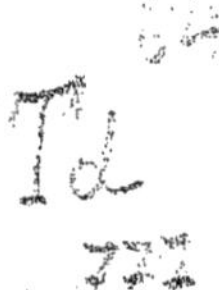

PARIS

IMPRIMERIE FIRMIN-DIDOT ET Cie

56, RUE JACOB

1904

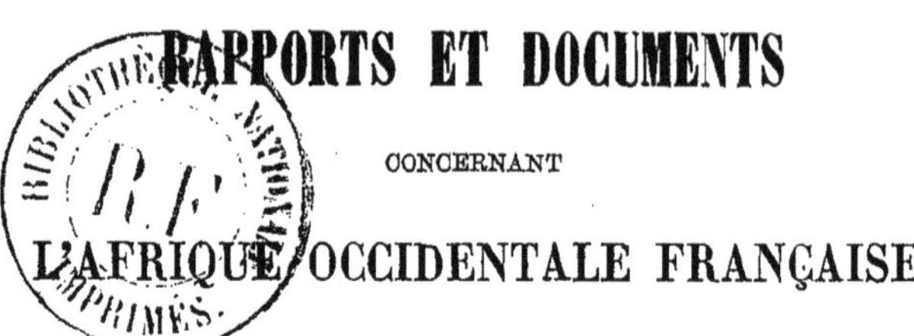

RAPPORTS ET DOCUMENTS

CONCERNANT

L'AFRIQUE OCCIDENTALE FRANÇAISE

INSPECTION DES SERVICES SANITAIRES CIVILS

VARIOLE ET VACCINE

ANNÉE 1903

GOUVERNEMENT GÉNÉRAL DE L'AFRIQUE OCCIDENTALE FRANÇAISE

VARIOLE ET VACCINE

EN

AFRIQUE OCCIDENTALE FRANÇAISE

POUR L'ANNÉE 1903

1° LA VARIOLE. — 2° PROPHYLAXIE. 3° NOTES SUR LE VACCIN.

1° — LA VARIOLE.

C'est une vérité constante, relatée dans tous les rapports sanitaires, que la variole règne à l'état endémo-épidémique en A. O. F. Toutes les régions sont visitées par le fléau, les unes soudainement, sans aucune cause connue; les autres, périodiquement, aux époques de migrations des caravanes et des mouvements des populations venant pratiquer leurs échanges dans les centres populeux.

Les documents sont muets ou peu précis sur le chiffre des déchets dans la population, mais s'accordent sur leur importance. Ils doivent être singulièrement majorés, si l'on considère que les descendances, surtout, sont atteintes par l'extinction des enfants.

La variole doit donc être considérée comme l'un des principaux facteurs qui compromettent la repopulation de nos possessions africaines, pour la plupart fertiles, et dont les races sont si prolifiques.

Quel que soit le caractère général du génie variolique, il n'est pas inutile de rechercher quelles peuvent être, dans des contrées aussi diverses, sa physionomie particulière et la réaction que lui opposent les habitants.

Sénégal. — Au Sénégal, proprement dit, la variole a exercé autrefois de grands ravages. Elle a à peu près disparu des centres urbains, Saint-Louis, Dakar, Thiès, Rufisque, où les vaccinations et revaccinations sont faciles. L'on n'observe plus guère que des cas isolés d'importation. Mais elle a conservé toute sa forme épidémique chez les populations rurales du Cayor, du N'Diambour, du Oualo, du Baol, du Sine-Saloum, dans tout le pays Ouolof, en Casamance et dans toutes les escales du fleuve Sénégal.

Cette énumération embrasse tout le pays; et, pour lui donner plus d'actualité, voici la liste des postes ou régions où la variole a sévi sous la forme épidémique pendant le premier semestre 1903.

Tivaouane, Nioro-(Rip), Dakar, Thiès, Bangol, Gorée, Podor, Kaëdi, tout le Dioloff, le Baol, la Casamance.

Soudan. — Le Haut-Fleuve, la Sénégambie-Niger et les Territoires Militaires, n'ont pas été épargnés. Les agglomérations sont plus disséminées et moins importantes, l'extrême mobilité de certaines peuplades (Maures, Peuhls, Touareg, Dioulas, etc.) suffit néanmoins à y entretenir la transmission du contage.

Dans la même période de 1903, les cercles de Goumbou, Sokolo, Kita, Ségou, Bandiagara, Tombouctou, Gao, ont réclamé l'envoi de vaccin.

Cette liste ne comprend que l'énumération des postes contaminés où le contrôle est possible. Il n'est pas question de ceux sur lesquels on ne possède que de vagues renseignements, ou ceux dont les habitants n'ont pas l'habitude de se plaindre, n'ayant pas l'habitude d'être soignés.

Colonies côtières. — En Guinée, la variole n'a pas sévi en 1903, sauf dans le cercle de Dubréka. Il est mieux de dire qu'elle n'a pas été signalée, car elle est endémique en Mellacorée et au Nunez. L'extrême éloignement du Fouta-Djallon et de la Haute-Guinée explique ce manque de renseignements.

Côte d'Ivoire. — De même qu'en Guinée, le petit nombre de médecins en service à la Côte d'Ivoire ne permet pas de fixer les détails géographiques de la question. On sait néanmoins que la variole y existe, comme dans les contrées voisines. Le cercle d'Assinie qui est mieux connu, est particulièrement éprouvé.

Une épidémie grave a sévi dans le cercle de l'Indénié, ainsi que dans le San Pedro. Au Sanwi (Cercle d'Assinie), elle aurait pris, en 1902, le caractère d'un véritable désastre, le Docteur Strauss ayant constaté, au cours d'une mission de vaccine, que la majorité des survivants étaient porteurs de stigmates varioliques.

Dahomey. — Le Bas-Dahomey et l'Hinterland ont payé, en 1903, un lourd tribut à l'endémie. Dans certains cantons du Mono, Tohoun, Parahoué, Athiémé, etc., les chefs affirment que la variole existe dans tous les villages et qu'elle n'a jamais cessé de faire des victimes depuis plus d'un an.

Dans le cercle de Savalou, à Lagozohé, soixante-cinq personnes seraient mortes dans la première quinzaine d'avril, et dans l'espace de six mois, toute la population aurait été atteinte. Le médecin ne trouva plus que « neuf personnes à vacciner. Ce village, très important, offrait le spectacle d'une misère affreuse. D'autres villages ayant été visités les années précédentes, ne sont plus que des ruines ».

Dans le Haut-Dahomey, il est difficile de donner une évaluation. La variole y a été signalée dans de nombreux cantons : Guini, Tchaourou, Zougou, Parakou, et, d'une façon générale, à peu près partout où existe un centre populeux sur lequel l'Administration peut exercer une surveillance.

J'aurais à peine besoin de chercher, ailleurs que dans les rapports officiels périodiques, la dernière confirmation de ce fait que la variole est une des plus sérieuses entraves à la repopulation de l'Afrique. Je ne puis cependant me dispenser de joindre à l'évidence déjà acquise, ma conviction personnelle résultant d'une enquête faite sur les lieux mêmes, au cours d'un voyage au travers du Sénégal, du Soudan, des Territoires Militaires, de la Haute-Guinée, du Fouta-Djallon et de la Basse-Guinée. Je ne citerai ni nom ni chiffres, car le concert de plaintes est unanime. Telle contrée, qui paraît aujourd'hui indemne, a subi le fléau quelques années auparavant, et l'on s'attend à le voir réapparaître, lorsque de nouvelles générations d'enfants et d'adolescents auront groupé à sa merci un nombre suffisant de victimes pour lui faire revêtir l'aspect épidémique.

C'est ainsi qu'il faut interpréter les dires des chefs de villages ou de tribus. L'un d'entre eux, des plus influents, auquel on promit le secours de la vaccine, traduisant ainsi cette règle, disait « qu'il était bien regrettable de voir ainsi le remède arriver toujours après le mal... le pays, l'an passé, avait été cruellement décimé; la variole y affectant la forme périodique, revenait tous les 12 à 15 ans et, par conséquent, il n'y avait rien à faire pour le moment ». — Ceci nous explique aussi comment on a pu déclarer certaines contrées indemnes, et d'autres contaminées.

En réalité, toutes les régions sont suspectes pour les autres et en danger pour elles-mêmes, en raison directe du nombre de jeunes enfants et d'adolescents non touchés par la dernière épidémie, et en raison de la fréquence des relations avec les pays voisins.

Dans la Haute-Guinée, sur les contreforts du Fouta-Djallon, la variole serait « presque inconnue ». Je dois à la vérité de dire que dans les foules nombreuses prenant part à des fêtes et tam-tams, je n'avais aucune peine à déceler d'anciens varioleux, et qu'à Djenné, déclarée indemne en 1903, le hasard encore me faisait rencontrer des bandes de bambins jouant près de l'école du marabout et, parmi eux, de jeunes convalescents présentant des marques non équivoques de contagiosité.

II° — PROPHYLAXIE.

A. — Indigène.

Il est intéressant de connaître quels sont les moyens mis spontanément en usage par les populations pour juguler une épidémie, ou pour en éviter le retour, en un mot, quels sont les modes de préservation individuels et collectifs.

Nous formulerons de suite une distinction entre les races

converties à l'islamisme et celles qui ont conservé les pratiques fétichistes. Cette division n'a rien d'absolu, car il devrait plutôt être tenu compte des mœurs et du manque de propreté des unes et des autres.

Deux pratiques résument toute la prophylaxie indigène :

1° La variolisation,

2° L'isolement.

Tous les indigènes musulmans de nos possessions africaines s'adonnent à la variolisation, dont les effets désastreux ne les découragent pas, car ils sentent la nécessité de se défendre contre le fléau qui les décime.

Elle a pénétré aussi chez quelques peuplades, fétichistes ou indifférentes en matière de croyances, que le voisinage ou le négoce a mises en relations avec les tribus musulmanes. Le commerce, tel qu'il se pratique dans l'Afrique centrale, par les caravanes de chameliers, d'âniers et de colporteurs Dioulas, etc., apporte en même temps le virus contagieux et la recette pour l'atténuer. Ce n'est qu'en ce dernier point que les habitudes diffèrent.

Ici, on ne variolise que quelques enfants ou adolescents ; là, on inocule tout le monde. Ici, ce soin est laissé à une vieille sorcière ou un griot méprisé ; ailleurs, il devient la prérogative d'un grand marabout. De même, là où le Coran a laissé une plus forte empreinte, le virus sera inoculé pur et simple, tandis que dans des régions naguère fétichistes, la recette exigera une préparation magistrale due à l'imagination de l'opérateur.

Le mode d'inoculation varie, comme la matière inoculée, celle-ci étant réellement un virus atténué obtenu empiriquement. Quelquefois, elle n'est qu'une poudre, desquamation, exsudat, ou mixture devenue inerte, privant l'indigène d'une véritable sécurité.

Malheureusement la variolisation a trop souvent pour effets immédiats ceux mêmes de la variole, dont elle occasionne les mêmes déchéances physiologiques et fonctionnelles, jusqu'à et y compris la mort. Toutefois il n'est pas rare de rencontrer des marabouts, jouissant d'une légitime réputation, qui, par un profond esprit d'observation et de prudence, ont su limiter cette terrible expérience aux seuls cas où ils pouvaient atteindre du même coup l'inocuité et l'efficacité. C'est ainsi que l'Almamy du Fouta-Djallon m'a assuré que tous les sujets variolisés par l'un de ses marabouts, bénéficiaient d'un succès certain. Il ne connaissait que quelques rares exceptions — ou victimes — à l'égard desquelles Allah avait pris une décision toute spéciale.

Ce sont évidemment ces bénéfices réels, acquis exceptionnellement, qui ont motivé, concurremment avec la pression religieuse et la crédulité native, l'expansion d'une habitude funeste pour la majorité des adeptes.

Chez les peuples non islamisés de l'A. O. F. la variolisation est exceptionnelle. Même chez ceux où cette coutume tend à s'introduire, elle détermine une sécurité moins absolue, et les chefs de villages ont, de préférence, recours à l'isolement des malades. — L'isolement est diversement compris. Tantôt le malade est enfermé dans sa case où on lui sert sa nourriture, tantôt l'on construit des cases d'isolement, assez éloignées, où l'on constitue un approvisionnement de bouche. Ailleurs, les malades sont conduits dans la brousse, abandonnés à leur sort. Au Dahomey, les indigènes cherchent à dissimuler les cas de variole, soit qu'ils expulsent leurs malades, clandestinement, soit qu'au contraire ils les cachent soigneusement dans leurs cases comme fétiches.

Mais à côté de ces marques d'inquiétude on dévoile parfois la plus profonde insouciance, procédant soit du fatalisme musulman, soit de la résignation craintive du fétichiste. Ici, nous n'observons plus aucune mesure de prudence. La promiscuité la plus fâcheuse favorise les progrès de l'épidémie qui, d'ailleurs, a vite fait de ravager un village, car la plupart des enfants sont atteints en même temps.

B. — Prophylaxie vaccinale (1903)

Ayant fait le procès de la prophylaxie indigène, en lui attribuant une efficacité aussi minime qu'on voudra, nous pourrons avec une formule peu différente inscrire, à l'actif des Services sanitaires officiels, les résultats acquis, à ce jour, par la vaccine jennérienne.

Les résultats peuvent être tenus pour minimes, et si l'on excepte les gros centres commerciaux et capitales administratives de l'A.O.F. où la vaccination est devenue courante, tout est à faire ou à recommencer.

Le succès ne répond pas aux efforts donnés ni aux sacrifices consentis.

Jetant un coup d'œil rétrospectif sur les années précédentes jusqu'à l'origine de notre occupation, nous voyons, en effet, que de tout temps on a vacciné, que l'on vaccine encore à l'heure actuelle, et que, trop fréquemment, nous sommes ramenés vers la nécessité de vacciner d'urgence dans les régions où la variole revient annuellement, ou de les abandonner sans secours, lorsque les missions de vaccine sont impossibles.

Il n'est pas inutile de décrire le type d'une mission de vaccine en A.O.F.

Quelquefois, elle s'est résumée dans l'envoi de tubes de

vaccin, qui, arrivant sous forme de virus inerte dans des lieux éloignés, est inoculé à des indigènes bien confiants qui s'en retournent déçus, pour semer la défiance. Le marabout a beau jeu, et la variolisation continue de plus belle, quand elle trouve encore quelques sujets sains, échappés à la variole.

La méthode consiste aussi à diriger vers le foyer épidémique un médecin, distrait brusquement du Service Général, laissant son poste à l'abandon. Il a reçu, au préalable, une petite provision de vaccin, qu'il doit utiliser dès les premiers jours sous peine d'insuccès. S'il est favorisé par les circonstances de température et de lieu, si le pays lui offre des ressources en animaux vaccinifères, si ces animaux ne sont pas eux-mêmes réfractaires au cow-pox, si la pulpe vaccinogène est encore apte à se régénérer..., le vaccinateur pourra étendre encore ses opérations. Il en est le plus souvent empêché par un brusque rappel que motivent les exigences de service.

Voici l'énumération des tournées de vaccine faites en 1903, toutes en période épidémique :

Sénégal : Louga et Cayor. — Vaccinations : 885. — Résultats : inconnus.
— Tivaouane. — 500 — —
— — et M'Baye. — Interrompue à son début.
— Podor. — Vaccinations . . . 1.100. — Résultats : inconnus.
— Bakel. — Vaccinations . . . 334. . — —
— Baol et Sine-Salom. — Vac . 16.343. — env. 3/4 succès.

Sénégambie-Niger :
— Sokolo (Sahel). Vaccinations : ? . . . Résultats : ?
— Haut-Fleuve / — Falémé } (Mission Thézé) { Vaccinations : 4.902. Vérifications : 3.114. Succès : 90,4 %.

Guinée. — Total des vaccinations : 425. — Succès : 7.

Côte d'Ivoire (Assinie, Sanwi).
— (Indénié). — Vaccinations : 1.251. — Succès : 510.

Dahomey : Mono.	— Vaccinations :	1.409. — Résultats : inconnus.	
— Parakou.	—	plusieurs milliers. — Résultats :	0.
— Kandy.	—	700. — Résultats.	0.
— Savalou.	—	? —	?

Je renonce à totaliser les chiffres des vaccinations qui sont très faibles et dont les éléments sont trop souvent en regard de la mention : « Résultat : *néant* ». Ils n'ont d'ailleurs aucune valeur comparative ou statistique, puisqu'il est avéré qu'on a inoculé, le plus souvent, un vaccin inerte. Mais ils doivent figurer ici, pour mémoire, et pour servir de points de comparaison avec ce qui peut être obtenu dans des conditions opératoires plus favorables.

Depuis longtemps, la vaccine a été jugée impraticable dans les régions africaines, quand le transport de vaccin frais demande plus de 8 à 15 jours. Ce délai doit encore être écourté s'il s'agit d'un transport par courrier postal à dos d'homme. La pulpe ne résiste pas aux températures de 40 à 55°, des sacs exposés au soleil.

Les tentatives les mieux conduites, les plus persévérantes, exécutées par divers médecins coloniaux, soit spontanément, soit à l'instigation de l'Administration locale, ont réussi à implanter momentanément le vaccin à St-Louis (1894), à Kayes, à Kita, et même à Bammako. Monsieur le Médecin-Major Salanoue-Ipin fit, en 1901, une expérience remarquable, eu égard aux difficultés de toute sorte. Ayant reçu du vaccin frais provenant de l'Institut de Lille, il vaccina de bras à bras, perpétuant ainsi l'activité d'une semence qui, transplantée d'étape en étape, parvint jusqu'à Kita, puis à Bammako, sur le Niger. Salanoue-Ipin vaccina ainsi, avec plein succès, plusieurs centaines d'enfants. Il ne reste plus trace de ces centres vaccinogènes éphémères, car l'expérimentateur, lui-même, vit son action éteinte par suite du manque de sujets autour des postes où il résida, et surtout par l'impossibilité de régénérer son vaccin sur des bovidés.

Plus tard, de semblables expériences furent tentées, avec même succès, à Kayes et dans les localités voisines. Le vaccin venu de France, à la saison des crues du fleuve, était réinoculé sur génisse, et la faible provision de pulpe obtenue immunisait quelques centaines de personnes. Cette fois encore, l'espoir n'était pas de longue durée, car le vaccin périclitait, transportable dans de faibles limites de temps et d'espace. Malgré les succès obtenus par Monsieur le Médecin-Major Lemoine et ses collaborateurs Lemasle et Guillemet, le vaccin ne se propageait pas au delà de Kayes et des stations du Chemin de fer.

Aussi, dans un lumineux mémoire où il étudie les moyens d'organiser la vaccine au Soudan, M. Lemoine formule-t-il en tête de ses conclusions :

« 1° — Les envois de vaccin n'ont pas d'utilisation actuelle au Soudan.

« 2° — La vaccination de bras à bras s'y montre impuissante à réaliser une immunisation proportionnée à l'étendue du mal... »

Colonies côtières. — Les résultats de la campagne vaccinale, en 1904, sont peu en rapport avec les efforts réalisés. Toutes les vaccinations furent faites en période épidémique. Il suffit de consulter les chiffres pour passer condamnation du système qui donne tant de déboires, pour le présent et pour l'avenir ; car les chefs du Service de Santé de ces Colonies, déplorant l'inactivité habituelle du vaccin reçu de France, ne laissent que trop entrevoir l'influence funeste qui en résulte sur l'esprit des populations visitées par le médecin en tournée de vaccine.

Sénégal. — Notre ancienne colonie du Sénégal, par

son organisation plus complète, sa proximité de la France, devrait être en mesure de lutter efficacement contre la variole. Chaque année compte encore à son déficit nombre de varioleux. Cependant le vaccin y arrive régulièrement dans les meilleures conditions désirables, les missions de vaccine se succèdent presque sans interruption, sollicitées et toujours autorisées avec la plus parfaite libéralité.

L'année 1902 avait vu poindre une ère nouvelle, par la création à Saint-Louis d'un centre vaccinogène annexé au laboratoire de l'hôpital. Cette amélioration (réalisée déjà en 1894 par Mr Sérez) constitue une innovation suffisante en elle-même pour faciliter la production et l'approvisionnement de substance vaccinale, mais elle n'est appelée à résoudre que le premier point du problème. Car, si elle n'est complétée par la création d'un système de vaccine mobile et permanent, on vaccinera un peu plus, peut-être, au Sénégal, mais les choses resteront en l'état, au Soudan, et dans tous les territoires du Golfe de Guinée.

Cette remarque nous conduit à condenser le problème sous ces trois données :

1° — Difficultés inhérentes au pays;

2° — Causes d'insuccès attribuables au système actuel;

3° — Causes attribuables au vaccin lui-même.

Il est superflu de s'étendre sur les difficultés d'action inhérentes au pays lui-même, au climat, aux distances considérables à parcourir, etc. Ces éléments d'insuccès ne sont pas modifiables et l'on ne peut en tenir compte que pour nous inciter à perfectionner nos autres moyens.

Le système auquel on a dû se confiner, jusqu'à présent, avait suffisamment prouvé son peu d'efficacité pour qu'il devienne urgent d'entrer dans une voie plus large en créant un service de vaccine permanente.

L'idée de confier l'œuvre vaccinale aux médecins du

Service Général ou des Troupes, chacun agissant dans sa sphère, ne semble plus compatible ni avec ce service, ni avec une extension assez large de l'immunisation jennérienne. Ce qui est à créer : c'est le médecin spécial, ambulant, et vulgarisateur de la vaccine.

La question fut donc exposée dans un rapport documenté et soumise à l'approbation du « Conseil de Gouvernement » (siégeant à Saint-Louis, Octobre-Novembre 1903), qui en admit toutes les conclusions. Quatre médecins seront admis à cette œuvre et, d'une façon absolue, soustraits aux obligations du Service Général, ils s'appliqueront à mener à bien l'entreprise confiée, et à en perfectionner de jour en jour les moyens d'exécution. Ils feront connaître la vaccine là où elle est ignorée, luttant avantageusement contre la funeste variolisation. Ils seront en même temps des médecins de colonisation d'influence, et la conception de leur rôle ainsi défini, les distinguera complètement dans leurs attributions.

Ceci n'exclut pas l'idée d'utiliser toutes les bonnes volontés et tous les loisirs. La vaccine pourra, dans les gros centres, être pratiquée par le personnel local, sans préjudice des centres vaccinogènes dont la création est prévue. L'un de ces centres fonctionne, à Saint-Louis, avec un matériel improvisé et rudimentaire. Pour en faire un institut vaccinal, il suffira de lui allouer une somme minime pour l'achat d'appareils spécialement destinés à l'ensemencement des animaux vaccinifères.

Un deuxième centre sera installé à Porto-Novo. Les médecins vaccinateurs s'approvisionneront ainsi de pulpe fraîche, qu'ils pourront soigner, surveiller, régénérer en cours de route, suivant les besoins.

L'Institut de Lille, bien documenté sur les difficultés qui entravent l'expansion de la vaccine jennérienne aux pays chauds, a énoncé comme suit le problème soumis au Congrès International d'Hygiène (Bruxelles, 1903). C'est le fruit des longues expériences dirigées par le M. le professeur Calmette et son collaborateur Guérin :

« La mise en marche d'un centre producteur de vaccine, la mise au point des détails techniques, ne peuvent être que la résultante des observations faites sur place, et dont le milieu, la température, les espèces, les races, l'âge des vaccinifères, sont les facteurs. Partisan convaincu de la production vaccinale indigène, nous ne nous faisons aucune illusion sur la difficulté de la création de ces centres, et la constance du succès... Les races bovines locales diffèrent totalement, au point de vue zootechnique, de celles que nous connaissons en Europe... Les conditions économiques dans lesquelles elles vivent, leur aptitude inégale à l'infection vaccinale, sont autant de points particuliers inconnus, dont la connaissance nécessite, de la part de l'opérateur, une étude soutenue et approfondie... »

III° — NOTES SUR LE VACCIN.

Nous sommes donc amenés à regarder comme primordiales les causes d'insuccès attribuables au vaccin lui-même, puisque toutes les autres sont d'ordre matériel ou administratif. Au bout du compte, il ne nous reste qu'à améliorer la production et la préservation de la virulence du vaccin.

La virulence pourrait être définie : Un rapport qui existe entre l'activité du germe et la réceptivité de l'animal inoculé ; toutes choses étant d'ailleurs égales.

Il suffirait d'établir un vaccin d'une activité connue, mesurée, pour opérer dans des conditions certaines et entièrement exemptes de mécompte. Il n'en est jamais ainsi. Les centres vaccinogènes européens qui opèrent dans des conditions peu variables, météoriques et climatériques, dont la méthode est fondée et fixée, dont le champ d'expérience est facile à exploiter, ces centres eux-mêmes procèdent avec la plus grande prudence, une surveillance de tous les instants. Ils gardent avec un soin jaloux leurs procédés respectifs, ce qui veut dire que, malgré l'opinion qu'on en a, la production du vaccin n'est pas devenue œuvre banale.

Toutes les questions réputées comme accessoires se rattachent donc à la fixation et à la conservation de la virulence :

1° — Origine de la pulpe;
2° — Milieu d'évolution;
3° — Technique opératoire;
4° — Conservation;
5° — Transport;
6° — Influences zootechniques;
7° — Influences ethnographiques;
8° — Influences inconnues.

Origine de la pulpe. — La pulpe-semence reçue à Saint-Louis, la même que celle qui, jusqu'à présent, a servi aux inoculations directes, tant au Sénégal que dans les colonies de la côte, vient soit de l'Institut Pasteur de Lille, soit du parc vaccinogène de Bordeaux (Hôpital Militaire). Utilisée sur place, dans des limites de temps qui n'excèdent pas 20 à 25 jours (à dater de la mise en route) pour Saint-Louis et Dakar, 15 à 20 jours pour les colonies côtières, elle aurait une virulence voisine de la normale. Après ce délai, elle baisse sensiblement : elle était parvenue à son point critique de résistance.

Si, de plus, elle subit un transport, des variations brusques climatériques, le phénomène ne fait que s'accroître. Le point critique est indéterminé. Tel vaccin provenant d'une source parfaitement pure, parfaitement active, cessera brusquement de donner des résultats, tant sur l'homme que sur les animaux réceptifs, alors que tel autre, dont la réputation est moins bonne, subira, sous des influences identiques, une action moins funeste, et sera capable encore de se revivifier par une exaltation judicieusement combinée.

Là est un grand point, à la merci du hasard, puisqu'on n'en connaît pas les causes bien précises, que le micro-organisme vaccino-variolique (quelle que soit l'opinion adoptée touchant la dualité ou l'unicité) échappe à toutes les investigations, et que, n'étant pas connu dans son essence, il ne peut être fixe dans ses attributs.

Donc, l'origine de la pulpe-semence, sa généalogie, jouent un grand rôle dans la vitalité comme dans la virulence; et le but de tout centre vaccinogène dans les pays tropicaux, c'est de créer, pour soi, comme le font en Europe les grands producteurs, une race, la mieux adaptée aux exigences du pays. Seule une observation longue, patiente et méthodique peut nous y conduire.

Les tentatives nombreuses, dues pour la plupart à l'initiative privée des médecins coloniaux, doivent probablement attribuer une part des échecs au manque d'adaptation de la race du vaccin aux animaux pris comme réactifs.

Le vaccinifère. — En effet, nous savons que les bovins des tropiques ne donnent souvent que des récoltes minimes de lymphe. La pustule est moins riche, offrant quelquefois le caractère dit « douteux » ; et la flore microbienne qui l'accompagne joue un rôle prépondérant. L'animal est souvent maigre, chétif, vieux, aux téguments durs et dépourvus de souplesse ; l'état hygrométrique, la température et divers circumfusa influent sur l'évolution des pustules et ne peuvent manquer d'avoir une action sur le précieux germe lui-même. Si, d'autre part, l'animal appartient à une souche plus ou moins réfractaire au cow-pox, on se trouvera en présence d'un surcroît de difficultés qui ne pourront être éliminées que lentement, par une observation bien conduite.

Encore sur ce point, je crois pouvoir dire que nous sommes placés dans des conditions précaires et qu'il se produira dans le cours d'une grande campagne vaccinale une série de mécomptes. Ils ne seront pas définitifs, et ne pourront être qualifiés d'échecs que s'ils sont entachés d'un manque de persévérance. On n'a jamais vu la vaccine s'implanter dans un pays sans un ou plusieurs centres vaccinogènes ; mais, de même, on n'a pas vu ceux-ci acquérir, d'emblée, la fixité des bons résultats.

Un système modèle, qui a doté notre colonie de l'Indo-Chine de résultats merveilleux, a eu, lui aussi, des périodes d'incertitudes qui paraissent être aujourd'hui oubliées.

Il reste peu à dire sur les vaccinifères humains qui ne seront jamais qu'un petit moyen de fortune pour une grande guerre. Cette méthode offre en outre de multiples inconvénients. Outre ceux qui résultent de l'inoculation possible de maladies constitutionnelles, il faut lutter contre la répugnance des parents qui ne prêtent qu'à regret les enfants destinés à devenir vaccinifères et qui, comme tels, doivent être emmenés dans des régions souvent fort éloignées de la leur.

Parmi les animaux réceptifs, le lapin a donné, sous les indications de MM. Calmette et Guérin, les résultats les plus encourageants et les plus favorables à l'extension et à la modification des races de vaccin. La technique opératoire est un peu différente, l'évolution plus différente encore, mais le principal intérêt réside dans la variation subite de la virulence, dans un sens favorable aux recherches.

Cette expérience de laboratoire sera facile à multiplier et pourra donner de bons résultats si l'on réussit à vaincre l'état dit « réfractaire » de certains bovidés africains. Conduite sur plusieurs points par des médecins ambitieux du succès, elle pourra donner des fruits dont le premier serait le sentiment de la difficulté vaincue.

Milieu. — L'influence thermique entraîne des dispositions spéciales de préparation en vue de la préservation du vaccin et de son transport.

Comparé à celui d'Europe, nous constatons que le vaccin indigène a une plus haute *vitalité* que le premier. C'est un premier stade d'accoutumance. Sa *virulence* ne peut être dite supérieure, puisque celle du vaccin d'Europe est parfaite. Elle ne peut donc être qu'égale ou inférieure, prise au début de sa préparation. Mais, du fait qu'elle est de plus longue durée, elle réalise un grand avantage.

Un vaccin de l'Institut de Saïgon est encore bon après trois mois. Un vaccin venu de France, conservé dans les mêmes conditions, devient fragile au bout d'un mois, s'atténue sensiblement et réclame, d'urgence, un rajeunissement. Ces vaccins sont supposés être conservés au frais, et non pas en glacière.

Voici un autre cas. Le vaccin vient de France, de Lille ou de Bordeaux, en glacière. La variation brusque de température qu'il est appelé à subir lui est fort dangereuse, et s'il n'est pas de suite utilisé, il ne donnera plus, au bout de quelques jours, que des insuccès. Un autre vaccin, fils direct du premier, préparé au passage à Saint-Louis par une réinoculation, donnera des résultats excellents comme durée.

En résumé, si nous ne pouvons prétendre exalter, d'emblée, la virulence d'une race de vaccin, nous devons chercher à diminuer sa sensibilité vitale, exalter sa résistance aux températures élevées. Les questions de transport seront presque résolues.

La température, avec ses variations, domine le problème et voici quelle est son action :

De 20° à 25° le vaccin se conserve bien ;

A 30°, il devient sensible ;

A 35°, 37°, il devient très vite inerte ;

A 40°, 45°, il meurt rapidement.

Il s'agit, bien entendu, d'un vaccin quelque peu acclimaté. Ces données varient beaucoup suivant que les variations ont été brusques (effet désastreux des glacières) ou modérées, ou fréquemment répétées : Voyage en plein air, au soleil, et refroidissement nocturne.

Elles varient aussi avec le mode de préparation en milieu glycériné, dont le but principal est de détruire, plus ou moins rapidement, les parasites de la pustule vaccinale, flore microbienne, compatriote du vaccin. Tel ou tel coccus ou bacille peut bénéficier de l'élévation de température et reléguer au dernier plan le confrère variolo-vaccinal.

Aussi, nous considérerons comme exerçant une influence de milieu, l'excipient de la lymphe ou de la croûte vaccinifère. Il est d'usage commun tant pour la raison microbicide que pour faciliter la manipulation de la pulpe, d'inclure la pustule, triturée ou non, dans une proportion variable de glycérine chimiquement neutre. Le vaccin s'épure, mais finit aussi par perdre dans la glycérine sa virulence spécifique.

Or, d'après Guérin, il existe une relation très étroite entre les proportions, en poids, de pulpe vaccinifère et de glycérine, d'une part, et la virulence-vitalité de l'agent vaccinal, d'autre part. Ces proportions doivent être étudiées de très près, car elles ont une large influence sur le succès futur d'une réinoculation (humaine ou animale) et, par conséquent, sur le mode d'évolution de la race vaccinogène.

Il serait à désirer, au lieu de lutter contre les milieux, de supprimer tout milieu, c'est-à-dire de suspendre pour un temps, jusqu'au jour de l'usage, l'influence de l'excipient glycériné, vecteur et microbicide, aussi bien que celle des microbes voisins. Divers expérimentateurs ont espéré, théoriquement, atteindre ce but en transformant la pulpe en poudre sèche, impalpable, probablement moins sujette aux influences thermiques. Plusieurs procédés ont été mis à l'essai, avec des résultats variables ; mais la méthode a toujours manqué de généralisation.

Récemment, le Laboratoire de Saint-Louis a préparé quelques échantillons de poussière vaccinale, desséchée, par échelons, dans le vide pneumatique, sur du chlorure de calcium. Les résultats fournis, peu de jours après la préparation, furent médiocres, et nuls au bout d'un mois.

Les pustules vaccinifères dans ce pays, sont petites, peu riches en lymphe, se dessèchent rapidement et demandent, par conséquent, pour la trituration et la dilution « au point voulu » une assez forte proportion de glycérine, nuisible à la valeur du tube.

Conservation et transport. — D'après des expériences longuement poursuivies en Indo-Chine, il résulte que les voyages du vaccin (indigène), d'une durée de 8 à 15 jours, n'altèrent pas sensiblement sa virulence, à un maximum de 30°... « Quand un vaccin, employé sur le lieu de production, donne un bon résultat après un mois de fabrication, les correspondants qui l'emploient, à la même date, accusent des résultats semblables. Si les résultats sont médiocres avec le vaccin qui a voyagé, ils sont également médiocres avec celui, de même origine, qui a été employé sur place. »

Les procédés les plus divers s'ingénient à supprimer, dans la mesure du possible, l'action des variations thermiques au cours du voyage : la gargoulette en terre poreuse, le tronc de bananier, etc... sont des moyens de fortune peu dispendieux qui ne comportent ni glacière, ni matériel encombrant. On ne peut plus envisager la possibilité de transporter par les voies postales (courriers de terre) ni du vaccin de France, ni du vaccin indigène. De nombreuses expériences prouvent que ni l'un ni l'autre ne peuvent résister à ces causes de destruction. Après 10 à 15 jours de voyage ainsi compris, il arrive toujours stérile.

Pour ces raisons, et celles qui ont pu être, à d'autres titres, mises en valeur, il est donc nécessaire que le vaccin s'éloignant des centres de production, soit transporté par le médecin vaccinateur lui-même. Celui-ci s'efforcera de le porter aux plus extrêmes limites, par étapes, divisant la contrée en secteurs, créant, au fur et à mesure, un petit parc secondaire et transitoire, s'organisant de façon à continuer sa route avec le minimum de déboires possible.

Vaccin de Saint-Louis. — Afin de légitimer cet espoir et de justifier l'opportunité des mesures en faveur desquelles le Service Sanitaire sollicitait l'appui de l'Administration, il était indispensable d'être renseigné sur la véritable valeur du vaccin indigène et sur la solidité de la confiance qu'il mérite, comme base d'un système de vaccine permanente.

Conduite sans interruption depuis le début de 1902, l'expérience commencée par le docteur Massiou, donna de belles espérances, puis périclita, faute de généralisation, ou même par suite de la difficulté de se procurer des animaux. Jusqu'à présent, on n'a distribué du vaccin que sur demande et le stock de tubes s'accumule et se détériore, faute d'emploi. Fin 1902, les résultats devinrent médiocres ou restèrent inconnus.

Une grande épidémie de variole dans le Baol et Sine-Saloum, en avril-mai-juin, provoqua une expérience plus étendue. 1.600 vaccinations pratiquées avec de la pulpe âgée de 15 jours à 2 mois donnèrent environ 3/4 de succès. Le contrôle fut difficile et très incomplet. Une autre mission fut préparée systématiquement et exécutée en plein hivernage sur les rives du Haut-Sénégal et de la Falémé, par M. l'Aide-Major Thézé. Cette mission dura deux mois, opéra lentement, retournant sur ses pas pour fixer le contrôle, et obtint les résultats suivants :

Vaccinations : 4.902. Succès : 90,4 %.

Les inoculations sur bovidés donnèrent une quantité de pulpe, tantôt nulle, tantôt faible.

Il faut donc espérer mieux encore, lorsque les conditions seront améliorées et que la virulence du vaccin de Saint-Louis sera plus haute et plus fixe.

Afin d'activer cette virulence, j'usai du procédé recommandé par MM. Calmette et Guérin, en pratiquant des passages sur le lapin. Je n'obtins au début que des résultats absolument négatifs et j'attribuai cet échec aux conditions générales déterminées par l'hivernage, car, la bonne saison étant venue, et n'ayant en rien modifié le procédé, j'obtins en fin novembre un bon vaccin de passage. Celui-ci évolue à son tour sur la génisse en 4 jours 1/2 au lieu de 5 jours 1/2, terme habituel pour le vaccin normal, acclimaté depuis plusieurs générations. Toutes les scarifications n'ont pas le temps d'aboutir, la plus grande partie des pustules étant encore en voie de formation, lorsque celles du pli de l'aine sont déjà confluentes. Celles-ci doivent être recueillies aussitôt, la maturité étant très rapide, sinon elles crèvent, et la lymphe est perdue ou se dessèche, formant une croûte qui tombe au bout de quelques heures.

Sur ces entrefaites, j'eus l'heureuse occasion de tenter une expérience démonstrative, se rapprochant des conditions dans lesquelles un médecin vaccinateur, libre de ses mouvements, peut conduire sa mission.

Mettant à profit la perspective d'un voyage rapide au travers de l'A. O. F., effectué, par une saison favorable, dans des conditions exceptionnelles de rapidité, et muni du concours de MM. les Administrateurs et Médecins disséminés dans les postes, je pris pour objectif :

1° — Distribuer dans tous les postes du vaccin acclimaté à Saint-Louis.

2° — Transporter ce vaccin dans des conditions thermiques praticables en toute saison et en tous lieux.

3° — Déterminer la virulence progressivement décroissante du vaccin de Saint-Louis, et sa limite d'utilisation.

4° — Réensemencer sur animaux, en vue de reconnaître la réceptivité des races, et fonder, si possible, des stations vaccinogènes provisoires.

Le 24 novembre, j'emportai de Saint-Louis 250 tubes contenant environ 150 centimètres cubes de pulpe glycérinée, triturée, le 15 novembre. Trente tubes contenaient le vaccin d'une génisse inoculée avec du vaccin de lapin.

Les tubes furent simplement bouchés à la paraffine et conservés de diverses manières suivant l'occurrence : En gargoulette poreuse durant les traversées du Sénégal et du Chemin de fer, de Kayes à Kassaro ; dans la sciure de bois, dans des carrés de flanelle mouillée, la fibre de bois mouillée, etc., pendant les étapes à cheval, en charrette ou en chaland.

Voici l'aperçu succinct des températures moyennes, prises chaque jour, à l'intérieur des récipients :

15 novembre au 25 novembre 1903. .	21° à 24°	Saint-Louis.
25 novembre au 10 décembre 1903. .	16° à 26°	Saint-Louis au Niger.
10 décembre au 1er janvier 1904 . . .	11° à 21°	Niger-Tombouctou.
1er janvier au 10 — — . . .	14° à 21°	Bani-Niger.
10 janvier au 25 — — . . .	16° à 25°	Haute-Guinée. Fouta-Djallon, Conakry.

Je distribuai les tubes aux Administrateurs et aux médecins des postes situés sur le trajet du voyage, les priant, surtout, de vouloir bien fixer le pourcentage rigoureux des succès obtenus, afin d'arriver à composer un tableau indiquant l'évolution de la vitalité et de la virulence du vaccin, pris dans des conditions déterminées.

Parallèlement, j'inoculai, en cours de route, des animaux, génisses et gazelles, en notant les résultats fournis par le vaccin de génisse et le vaccin provenant de passage sur le lapin.

Lorsque cela m'était possible, je gardais avec moi les animaux, sinon je les confiais au confrère le plus voisin.

Voici les résultats qui me furent communiqués. Je mentionne seulement les étapes principales et les points extrêmes :

De Kayes (nov.-déc. 1903). — Inoculation	Gazelle (sur le fleuve). Vaccin de lapin. Positive.
— —	Inoculation génisse. (Vaccin normal.) Positive.
— —	Vaccinations. (Vaccin normal.) Succès : 90 %.
Kita (déc.) Toukoto	Inoculation génisse. Récolte faible. Vaccinations (vaccin normal, Saint-Louis). Succès : 94 %.

Koulikoro (décembre). Inoculation génisse. (Vaccin normal.) Positive.

— Inoc. génisse: Un côté. Vaccin de lapin. Pustules très belles. Un côté. Vaccin normal. Pustules à peine formées, qui, après récolte des 1res, ont ensuite évolué très faiblement.

— Vaccinations A. Vaccin de Saint-Louis (Normal). (Groupe 14 % variolisés). Succès : 76 %.

— B. — (majorité d'adultes). Succès : 61 %.

— C. Vaccin de pustules fraîches (enfants). Succès : 100 %.

Ségou-Sikoro (décembre). Inoculation génisse. Vaccin normal. Belles pustules. Vaccinations: Vaccin normal (Saint-Louis). Vac. frais (Ségou). Succès complet.

Tombouctou (janvier 1904). Inoculations génisses (2 vaccins). Belles pustules. Vaccinations (900). Succès complet. (Conan.) (Le pour cent n'est pas indiqué.)

Dori (2e territoire) (février 1904). — Vaccinations. (Vaccin provenant de Tombouctou) : Succès avec vaccin transmis par Tombouctou. (Chiffres manquent.)

Djenné (janvier). Vaccinations. (Vaccin normal, Saint-Louis.) Annonce succès, 88 %.

Kouroussa (Haute-Guinée). Janvier 1904. Inoculations génisses. (Vaccin normal.) Résultat . nul.
(Vaccin de lapin). — —
Vaccinations. Vaccin normal (Saint-Louis) : adultes : 80 % de succès; enfants, 100 % de succès.
Vaccin de lapin (Saint-Louis) : adultes : 100 % de succès; enfants, 100 % de succès.
(Tous sujets examinés antérieurement, et contrôlés après vaccinations) (Doumenjou).

Ces résultats sont trop concordants, même dans leur aperçu sommaire, pour qu'ils permettent de douter de la possibilité d'aboutir à l'immunisation jennérienne de l'Afrique.

Il est bon de mettre en relief, que l'expérience a profité d'une saison favorable et d'une rapidité exceptionnelle; mais cette rapidité même fut en quelque sorte un obstacle à l'extension des essais locaux, lorsque ceux-ci ne purent être continués par des médecins collaborateurs dévoués, comme à Kayes, Koulikoro, Ségou, Tombouctou, Dori, Kouroussa. Dans ce dernier poste, comme l'indique le tableau résumé, les réinoculations sur génisse ne donnèrent aucun résultat (vaccin normal et vaccin de lapin), tandis que les vaccinations humaines amenèrent encore un succès complet.

Laissant de côté l'hypothèse peu probable d'une race bovine réfractaire, il y aurait lieu de penser que là s'arrêterait (au bout de 2 mois de voyage) la réinoculabilité de notre vaccin indigène ; mais il y a lieu, également, de s'en contenter, surtout si les vaccinations humaines donnent encore un résultat excellent.

J'ai le regret de n'avoir pas poussé plus loin les recherches, afin de connaître ce qu'il serait advenu du vaccin de Saint-Louis après le passage à Kouroussa et la traversée de la Haute-Guinée et du Fouta-Djallon, jusqu'à Conakry, voyage à porteurs, pendant lequel on ne pouvait aisément le soustraire à la chaleur diurne. Mais, à vrai dire, je ne fondais plus aucun espoir sur l'essai même de Kouroussa, ayant quitté Tombouctou depuis près d'un mois, et n'étant pas encore informé des résultats des essais intermédiaires.

Remarquons enfin que tous les types d'Indigènes, enfants, adultes, variolisés ou non, ont été mis à l'essai, et qu'aucune des races, comme on l'a prétendu, ne peut être tenue pour réfractaire. Quant aux animaux, capridés, bovidés, pris en des lieux très divers, l'expérience est trop courte pour en tirer une conclusion définitive, quoique laissant entrevoir des résultats favorables.

Dr A. Houillon,
Médecin-major de 2e classe,
Adjoint à l'inspection des services sanitaires civils.

Typographie Firmin-Didot et Cie. — Mesnil (Eure).

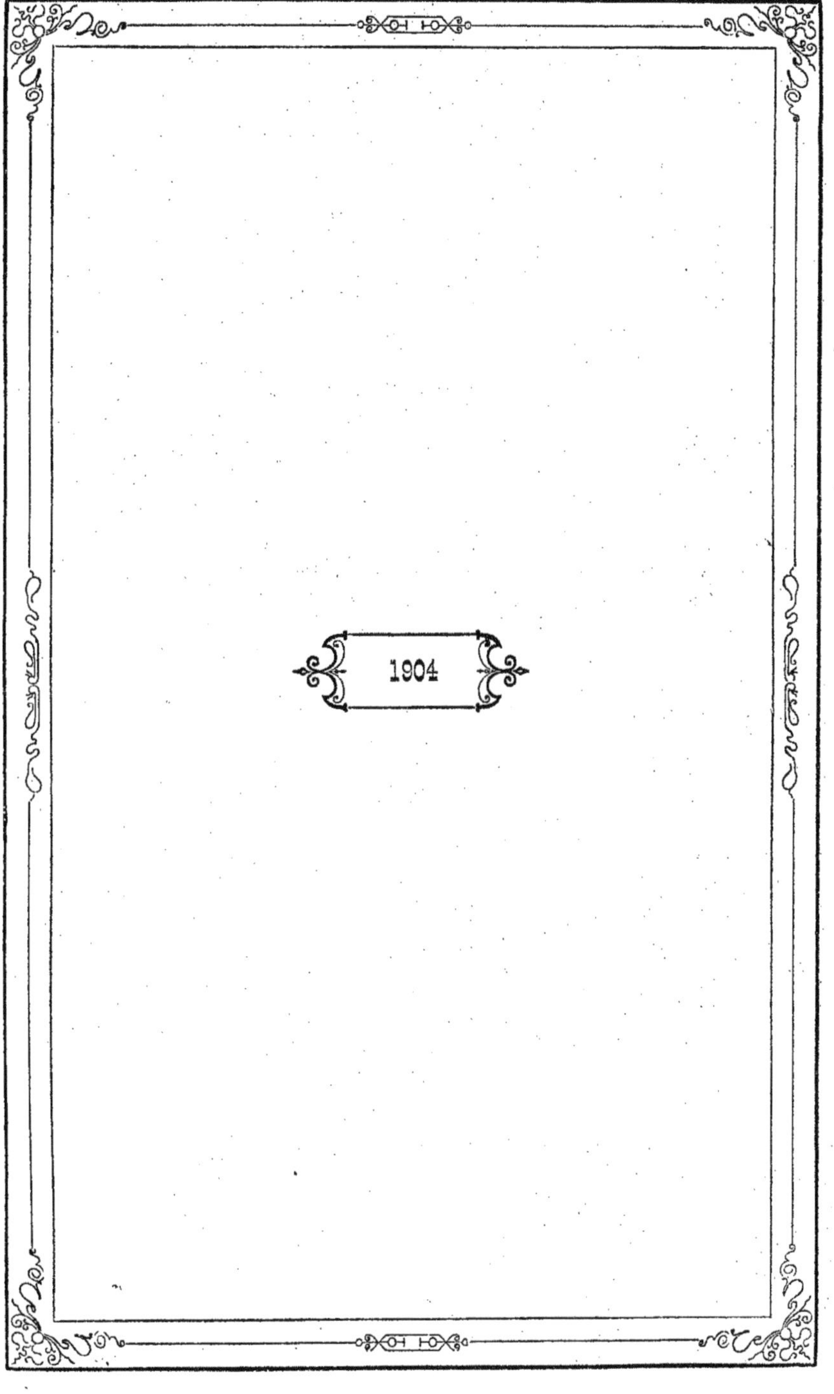
1904

www.ingramcontent.com/pod-product-compliance
Ingram Content Group UK Ltd.
Pitfield, Milton Keynes, MK11 3LW, UK
UKHW012120240726
13965UKWH00005B/1861

9 782013 448703